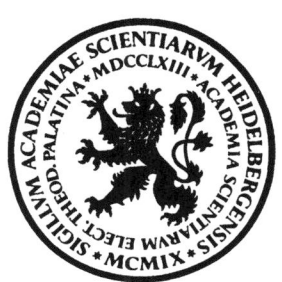

Sitzungsberichte der Heidelberger Akademie der Wissenschaften
Mathematisch-naturwissenschaftliche Klasse
Jahrgang 1995, 2. Abhandlung

Springer
Berlin
Heidelberg
New York
Barcelona
Budapest
Hongkong
London
Mailand
Paris
Santa Clara
Singapur
Tokio

Paul J. Kühn

Vom Fernsprechnetz zum Information Superhighway

Die Entwicklung der
Kommunikations-Infrastrukturen
und ihre Herausforderung an Technik
und Gesellschaft

Vorgetragen in der Sitzung vom 26. November 1994

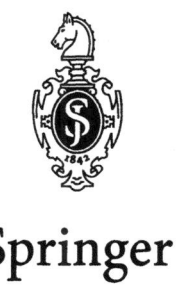

Springer

Prof. Dr. Paul J. Kühn
Institut für Nachrichtenvermittlung
und Datenverarbeitung
Universität Stuttgart
Seidenstraße 36
70174 Stuttgart

Mit 9 Abbildungen

Die Deutsche Bibliothek - CIP-Einheitsaufnahme

Heidelberger Akademie der Wissenschaften / Mathematisch-Naturwissenschaftliche Klasse:
Sitzungsberichte der Heidelberger Akademie der
Wissenschaften, Mathematisch-Naturwissenschaftliche Klasse.
- Berlin ; Heidelberg ; New York ; London ; Paris ; Tokyo ;
Hong Kong ; Barcelona ; Budapest : Springer
Früher Schriftenreihe
Jg. 1995, Abh. 2. Kühn, Paul J.: Vom Fernsprechnetz zum
Information-Superhighway. - 1995

Kühn, Paul J.:
Vom Fernsprechnetz zum Information-Superhighway : die
Entwicklung der Kommunikations-Infrastrukturen und ihre
Herausforderungen an Technik und Gesellschaft ; vorgetragen
in der Sitzung vom 26. November 1994 / P. J. Kühn. - Berlin ;
Heidelberg ; New York ; London ; Paris ; Tokyo ; Hong Kong ;
Barcelona ; Budapest : Springer, 1995
(Sitzungsberichte der Heidelberger Akademie der Wissenschaften,
Mathematisch-Naturwissenschaftliche Klasse ; Jg. 1995, Abh. 2)
ISBN-13: 978-3-540-60288-0

ISBN-13: 978-3-540-60288-0   e-ISBN: 978-3-642-79979-2
DOI: 10.1007/ 978-3-642-79979-2

Dieses Werk ist urheberrechtlich geschützt. Die dadurch begründeten Rechte, insbesondere die der Übersetzung, des Nachdrucks, des Vortrags, der Entnahme von Abbildungen und Tabellen, der Funksendung, der Mikroverfilmung oder der Vervielfältigung auf anderen Wegen und der Speicherung in Datenverarbeitungsanlagen, bleiben, auch bei nur auszugsweiser Verwertung, vorbehalten. Eine Vervielfältigung dieses Werkes oder von Teilen dieses Werkes ist auch im Einzelfall nur in den Grenzen der gesetzlichen Bestimmungen des Urheberrechtsgesetzes der Bundesrepublik Deutschland vom 9. September 1965 in der jeweils geltenden Fassung zulässig. Sie ist grundsätzlich vergütungspflichtig. Zuwiderhandlungen unterliegen den Strafbestimmungen des Urheberrechtsgesetzes.

© Springer-Verlag Berlin Heidelberg 1995

Die Wiedergabe von Gebrauchsnamen, Handelsnamen, Warenbezeichnungen usw. in diesem Werk berechtigt auch ohne besondere Kennzeichnung nicht zu der Annahme, daß solche Namen im Sinne der Warenzeichen- und Markenschutz-Gesetzgebung als frei zu betrachten wären und daher von jedermann benutzt werden dürften.

Produkthaftung: Für Angaben über Dosierungsanweisungen und Applikationsformen kann vom Verlag keine Gewähr übernommen werden. Derartige Angaben müssen vom jeweiligen Anwender im Einzelfall anhand anderer Literaturstellen auf ihre Richtigkeit überprüft werden.

Kurzfassung

In dem Beitrag werden die wesentlichsten Entwicklungen vom analogen Fernsprechnetz zum rechnergesteuerten, diensteintegrierenden Digitalnetz (ISDN), von den Paketvermittlungsnetzen über die LAN-/MAN-Techniken zum Breitband-ISDN auf der Basis des Asynchronous Transfer Mode (ATM) sowie die Entwicklung der Mobilkommunikation, der Dienste des Intelligenten Netzes und der modernen Anwendungen wie Multimedia-Kommunikation, Telekooperation und interaktive Videokommunikation nachgezeichnet. Die damit geschaffenen Infrastrukturen und Dienste werden vielfältige neue Anwendungen nach sich ziehen, welche eine tiefgreifende Auswirkung auf unsere Arbeitswelt und den persönlichen Bereich haben.

Im zweiten Teil des Beitrags soll deshalb auf die wichtigsten technischen Herausforderungen eingegangen werden wie Basistechnologien, Systemarchitekturen, Entwicklungsmethoden, Betriebs- und Qualitätsmerkmale (wie Sicherheit, Zuverlässigkeit, Netzmanagement und Leistungsfähigkeit). Neben den vielfältigen technischen und wissenschaftlichen Einzelfragen wird insbesondere auch der interdisziplinäre Charakter dieser Problemstellungen herausgestellt.

1. Einleitung

Spätestens seit der in breiter Öffentlichkeit geführten Diskussion über den Information Superhighway (oder die „Datenautobahn") ist das Interesse in unserer Gesellschaft an den Kommunikations-Infrastrukturen sichtbar geworden - allerdings viel zu spät, gemessen an ihrer Bedeutung innerhalb des Prozesses der Veränderungen unserer Gesellschaft, welche sich kontinuierlich auf eine „Informations-Gesellschaft" zubewegt aufgrund des breiten Einsatzes der Informationstechniken im betrieblichen, im öffentlichen und zunehmend auch im privaten Bereich. Die Einsicht in die überragende Bedeutung der Infrastrukturen ist auch nicht neu: Hochkulturen haben sich häufig entlang der Transportwege (Flüsse, Meere, Handelsstraßen) entwickelt; Eisenbahnen, Fluglinien, Autobahnen und der öffentliche Nahverkehr sind die Merkmale der Verkehrs-Infrastrukturen der modernen Gesellschaften.

Weniger faßbar, in ihrer Auswirkung möglicherweise jedoch noch wesentlich nachhaltiger, ist die Entwicklung der Kommunikations-Infrastrukturen. Das Telefon, als Repräsentant der Fernsprechnetz-Infrastruktur, ist auf breiter Basis akzeptiert worden, ist an jedem Arbeitsplatz und in jedem Haushalt selbstverständlich und schickt sich an, in Form der Mobilversion ständiger Begleiter des Menschen zu sein. Die Verteilkommunikationsmedien Rundfunk und Fernsehen haben ihre grundlegende Bedeutung in der schnellen Verbreitung von Nachrichten weltweit erlangt, haben allerdings inzwischen wesentlich weitere Aufgabenfelder der Weiterbildung, Unterhaltung und Werbung erschlossen, welche in Teilen sehr bedenkliche Auswirkungen nach sich gezogen haben. Dennoch sind alle diese Erscheinungen vergleichsweise beschränkt gegenüber dem Potential, welches den neuen Informations- und Kommunikationstechniken innewohnt.

In dem Beitrag wird zunächst die geschichtliche Entwicklung der Kommunikations-Infrastrukturen von der Erfindung des Telefons und des Fernschreibers bis hin zur volldigitalen Fernsprech-, Bild- und Datenkommunikation nachgezeichnet. Die Digitalisierung war der Schlüssel für die Entwicklung zum universellen, diensteintegrierenden Netz für Sprach-, Daten, Festbild- und Bewegtbildkommunikation. Mit der Ablösung der elektromechanischen Steuerung durch die Rechnersteuerung in Endgeräten und Vermittlungseinrichtungen wurde es möglich, die Vorgänge schneller, sicherer und intelligenter abzuwickeln, welches eine beinahe unbegrenzte Ausweitung der Funktionalitäten zur Folge hat. Nachdem die breitbandige hochratige Datenkommunikation in den Rechnernetzen und in Form optischer Lichtwellenleiter im Weitverkehrsbereich ihren Siegeszug bereits vollzogen hat, werden derzeit flächendeckend breitbandigere Kommunikations-Infrastrukturen eingeführt, welche die Voraussetzungen für ein Feld neuer Anwendungspotentiale bilden.

Die neuen Anwendungen, welche im wesentlichen auf der Verbindung der ehemals getrennten Funktionalitäten des Fernsprechens, des Fernsehens und der Informationsverarbeitung im PC beruhen, ranken sich um:

- Telekooperation, d.h. die verteilte und rechnergestützte Bearbeitung mit gleichzeitigem Zugriff und Sichtbarmachen (joint viewing) der Informationen
- Multimedia, d.h. Zugriff auf und Echtzeit-Austausch von elektronischen Dokumenten für Sprache, Graphik und Bewegtbild als Basis für ein weites Spektrum von Informationsdiensten und verteilten Arbeitsplatz-Konferenzen
- Video-on-Demand, d.h. der benutzergesteuerte Zugriff auf Filmdokumente (Nachrichten-, Weiterbildungs- und Unterhaltungsfilme).

Diese Möglichkeiten werden eine immense Auswirkung haben auf Arbeitswelt, Privatbereich, Ausbildung und Dienstleistungen:

- Telearbeit (Teleworking), Teamarbeit, Arbeit über mobile Endeinrichtungen Zugriff auf Informationsbasen.
- Elektronische Post, persönlich gestaltbare Informationsaufnahme, Unterhaltung, Teleshopping, Telebanking

- Gesundheitswesen, Touristik, Verkehrsleitung, intelligente Gebäudesteuerungen u.ä.m.

Die Potentiale sind noch bei weitem nicht erschlossen. Gleichzeitig zeigen sich jedoch auch tiefgreifende Probleme wie:

- Datenschutz und Datensicherheit, informationelle Selbstbestimmung
- Spaltung der Gesellschaft in Informations-Nutzende und -Nichtnutzende mit der Auswirkung neuer Klassenunterschiede; Gleichberechtigung
- Benutzbarkeit und Beherrschbarkeit neuer Techniken und die gesellschaftliche Kontrolle darüber.

Diese und weitere Probleme sind eine große Herausforderung für Gesellschaft, Wirtschaft und Wissenschaft, der wir nur gemeinsam begegnen können.

2. Entwicklung der technischen Kommunikation

2.1 Die Ursprünge

Die technische Kommunikation hat ihre Ursprünge in den Erfindungen des Telegrafen (Gauß, Weber 1933) und des Telefons (Reis 1861, Gray, Bell 1876), mit denen es möglich wurde, Zeichen und akustische Sprachsignale mittels elektrischer Impulse bzw. zu den Sprachsignalen analoger Ströme zu übertragen. Mit der Erfindung der Vermittlung wurde es möglich, Verbindungen zwischen beliebigen Benutzern (Teilnehmern) herzustellen. Die ersten Fernsprech-Vermittlungen erfolgten „per Hand" 1877, bei denen Übertragungsleitungsabschnitte an den Vermittlungspunkten über Kontakte zu einer durchgehenden Verbindung durchgeschaltet wurden. Die rasche Zunahme des Fernsprechens führte zur Erfindung des Wählers von Strowger 1892, einer elektromechanischen Schalteinrichtung, welche durch Wählimpulse des Teilnehmers selbsttätig eingestellt werden konnte. Mit dieser Erfindung wurde es möglich, automatisch, d.h. im Prinzip ohne Bedienpersonal, wahlweise Verbindungen zwischen beliebigen Teilnehmern aufzubauen.

2.2 Analoge Fernsprechnetze

Fortan entwickelte sich zunächst die „Ortsamtstechnik"; 1908 wurde in Hildesheim die erste automatische Vermittlungsstelle in Europa für 900

Teilnehmer betrieben. Der Aufbau von Fernverbindungen erfolgte aber immer noch handvermittelt. 1923 wurde in Weilheim/Obb. die weltweit erste vollautomatische Netzgruppe eingerichtet, in der ortsnetzübergreifende Verbindungen mittels Netzkennzahlen ermöglicht wurden.

Die Ausdehnung der Netze sowohl hinsichtlich der Distanz als auch hinsichtlich der Kapazität wurde zum einen durch die Verstärkertechnik auf der Grundlage des gegengekoppelten Verstärkers und zum anderen durch die Frequenzmultiplex-Übertragung mittels der Trägerfrequenztechnik ermöglicht, mit der viele Fernsprechverbindungen über eine breitbandige Leitung übertragen werden konnten. Die analoge Übertragungstechnik erreichte eine beeindruckende Leistung: im Übertragungssystem V 10 800 konnten bei ca. 60 MHz Bandbreite 10 800 Telefonkanäle zu je 3,1 kHz Bandbreite realisiert werden.

In der Vermittlungstechnik traten neben die direktgesteuerten elektromechanischen Wählertypen (Drehwähler, Hebdrehwähler, Edelmetall-Motor-Drehwähler, Fallwähler) indirekt gesteuerte Koppelvielfache aus matrixförmig angeordneten Kontakten, welche in mehrstufiger, vernetzter Anordnung zu großen Koppelnetzen ausgebaut werden konnten. Mit diesen Techniken wurden in der Nachkriegszeit der Selbstwählferndienst (SWFD) und die automatische, weltweite Fernsprechkommunikation eingerichtet. In der Bundesrepublik Deutschland war bereits 1970 die nationale Fernwahl vollständig und die internationale Fernwahl nahezu vollständig automatisiert. Das weltweit analoge Fernsprechnetz umfaßte zu dieser Zeit bereits mehrere hundert Millionen Teilnehmer.

2.3 Digitalisierung von Übertragung und Vermittlung

Die analoge Technik wies jedoch entscheidende Nachteile auf: Die Übertragung wird durch Dämpfungs-, Laufzeit- und Rauscheffekte beschränkt. Die Vermittlung konnte nur im niederfrequenten Sprachband im Raummultiplex mittels metallischer Schalter erfolgen. Diese Nachteile wurden mit der Digitalisierung weitgehendst überwunden, welche ihrerseits eine Konsequenz der Mikroelektronik war.

Abb. 1 veranschaulicht den Übergang vom Analog-Signal über das Puls-Amplituden-Modulierte (PAM-) Signal, welches durch Abtastung aus dem Analog-Signal gewonnen wird, zum Digital-Signal, welches durch Quantisierung der Abtastwerte und Analog-Digitalumwandlung in 8-bit-Gruppen entsteht. Nach Aussage des Abtasttheorems für bandbegrenzte Signale werden die Abtastwerte mit der Frequenz 8 kHz entnommen, d.h. alle 125 µs, der Pulsrahmendauer: Ein Fernsprechsignal wird somit zu einem 64 kbit/s-Datenstrom.

Durch zeitliches Verschachteln der Abtastwerte mehrerer solcher Zeitkanäle ist es möglich, viele Kanäle im synchronen Zeitmultiplex (TDM) auf einer Leitung darzustellen. Die Übertragungshierarchie erfolgt von 30 über 120, 480 bis zu 1920 Zeitmultiplexkanälen entsprechend (grob) 2, 8, 34 und 140 Mbit/s. In dem Pulsrahmen werden weitere Informationen übertragen, die es auf der Empfangsseite ermöglichen, den Pulsrahmenbeginn zu erkennen und damit die Zeitkanäle aus dem Multiplex-Bitstrom zu rekonstruieren.

Die Vermittlung der einzelnen Zeitkanäle erfolgt im Zeitmultiplexbereich rein digital, indem die zu den Zeitkanälen gehörenden 8-bit-Gruppen durch periodisch angesteuerte elektronische Tore, ggfs. mit kurzer Zwischenspeicherung zum Zeitkanalwechsel von der Eingangsleitung über Zwischenleitungen zur Ausgangsleitung durchgeschaltet werden.

Mit dieser Technik, welche seit Anfang der achtziger Jahre als Regeltechnik eingeführt ist, wurde es zum erstenmal möglich, Übertragung und Vermittlung durchgehend auf der Basis des synchronen Zeitmultiplexes zu integieren. Die Digitalisierung der analogen Signale erfolgt entweder an der Peripherie des Vermittlungsknotens oder gleich im Teilnehmerendgerät (ISDN), so daß das Kernnetz vollständig digital arbeitet.

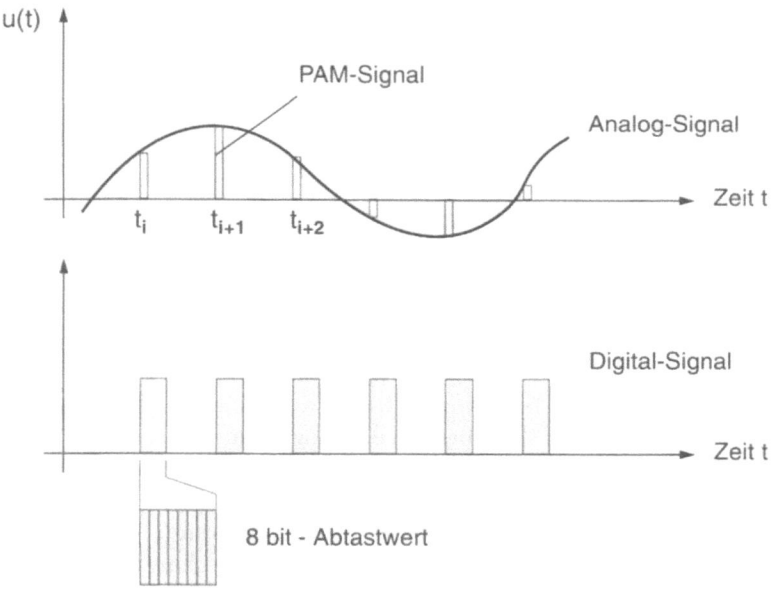

Abb. 1. Prinzip der Digitalisierung analoger Signale

2.4 Rechnersteuerung und Zentralkanal-Signalisierung

Die zweite wesentliche Neuerung in der Entwicklung der Kommunikations-Infrastruktur ist, neben der Digitalisierung der Übertragung und Vermittlung, die speicherprogrammierte Steuerung mittels zentraler und dezentraler Rechner. Das klassische Steuerprinzip basierte auf einer weitgehend verteilten, elektromechanischen Steuerung, welche in reiner Hardware ausgeführt war und nicht die Flexibilität zur Einführung eines großen Spektrums neuer Dienst- und Leistungsmerkmale besaß.

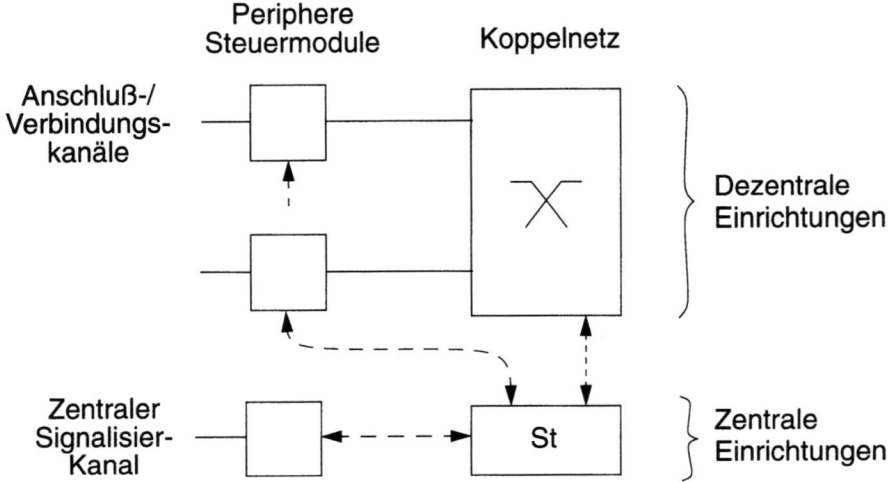

Abb.2. Prinzip rechnergesteuerter Vermittlung

Das Grundprinzip der Rechnersteuerung kann durch folgende Merkmale charakterisiert werden:

- Abbildung sämtlicher Teilnehmer-, Kanal-, Koppelnetz- und Hilfsbetriebsmittel im Datenbereich der Programmsteuerung (St)
- Erkennung von Zustandsänderungen in der Peripherie und Anstoß entsprechender Verarbeitungsroutinen
- Durchführung sämtlicher Steuerfunktionen per Software („Speicherprogrammierte Steuerung") auf Echtzeitrechnern
- Anstoß entsprechender Schalt-/Signalisiervorgänge in der Peripherie.

Trotz der immensen Leistungsfähigkeit heutiger Rechner ist die Aufteilung der Steuerfunktionen auf periphere und zentrale Steuerrechner von größter Wichtigkeit, um die hohe Verkehrslast unter Echtzeitbedingungen abwickeln zu können. So müssen z.B. in einem großen Netzknoten mehrere hunderttausend Verbindungen pro Stunde abgewickelt werden, wobei jede Verbindung z.B. ca. 10 Steueraufrufe erfordert; dies macht verständlich, daß solche Leistungen nicht durch reine Zentralrechnerkonzepte erreicht werden können, sondern nur in einem verteilten Konzept mit hohem Grad an Parallelverarbeitung. So werden in den peripheren Rechnersteuerungen vornehmlich Aufgaben des Steuerdatenaustausches zwischen Teilnehmer und Netzknoten bzw. zwischen den Netzknoten abgewickelt (die „Signalisierung"), während in den zentralen Steuerrechnern die übergeordneten Funktionen der Verbindungssteuerung, der Teilnehmer- und Betriebsmittelverwaltung sowie des Systemmanagements wahrgenommen werden.

Eine weitere Folge der Rechnersteuerung ist, daß die konventionelle kanalgebundene Signalisierung (d.h. der Steuerdatenaustausch erfolgt über dieselben Kanäle wie der Nutzinformationsfluß) aufgegeben wurde zugunsten einer Zentralkanalsignalisierung, bei der sowohl zwischen Teilnehmer und Netzknoten als auch innerhalb des Kernnetzes separate Kanäle ausschließlich für Signalisierung bereitgestellt werden, über die mit Methoden der Rechnerkommunikation Steuersignale für viele Verbindungen in sicherer und schnellerer Weise ausgetauscht werden. Im gegenwärtigen ISDN z.B. kann in einem 64 kbit/s-Signalisierkanal (das entspricht einem Fernsprechnutzkanal) der gesamte Steuerdatenverkehr für 2000-4000 Nutzkanäle abgewickelt werden.

Mit der logischen Trennung von Nutzkanalnetz und Signalisierkanalnetz besitzen moderne Netze eine funktionelle Zwei-Ebenen-Struktur, in der das Signalisiernetz als Steuerdatennetz das „zentrale Nervensystem" der modernen Kommunikations-Infrastruktur darstellt. Diese Trennung bietet jedoch eine Fülle neuer Möglichkeiten; so kann die Komplexität des Gesamtsystems erheblich reduziert werden, indem die normalen Netzknoten nur noch die elementaren Steueraufgaben (basic call processing) wahrnehmen, und alle darüber hinausgehenden Funktionen (intelligent functions) in besonderen Einrichtungen des Netzes (Dienststeuerknoten mit umfangreichen Datenbankfunktionen) konzentriert werden, auf die über das Signalisierkanalnetz zugegriffen werden kann.

2.5 Netze für die Daten- und Rechnerkommunikation

In der Fernsprechkommunikation und den darauf aufsetzenden weiteren Diensten, wie z.B. dem Telefax-Dienst, wird das sog. Durchschaltevermittlungsprinzip angewandt, bei dem ein durchgehender physikalischer Kanal zwischen den beteiligten Teilnehmern über die Koppelnetze der Netzknoten bereitgestellt wird. Das diensteintegrierende Digitalnetz (ISDN) benutzt hierzu 64 kbit/s-Kanäle (Basis- oder B-Kanäle). Dieses Prinzip ist im oberen Teil des Abb. 3 charakterisiert.

Die Anforderungen der Rechner- und Datenkommunikation, für die das Durchschaltevermittlungsprinzip nur wenig geeignet ist, sind erheblich vielgestaltiger. Die Rechner- und Datenkommunikation ist vielmehr durch ihren sporadischen Verkehrscharakter (büschelförmiges Übertragungsverhalten mit relativ langen Pausen), durch einen höheren Grad an Übertragungssicherheit und durch die erheblich heterogenere Endgerätelandschaft mit weit variierenden Nutzer- und Dienstmerkmalen (Geschwindigkeit, Datenvolumen, Echtzeitanforderungen u.ä.m.) gekennzeichnet. Für die ausgangs der sechziger Jahre sich entwickelnde Rechner-zu-Rechner-Kommunikation hat sich das Paketvermittlungsprinzip durchgesetzt, welches im unteren Teil der Abb. 3 skizziert ist.

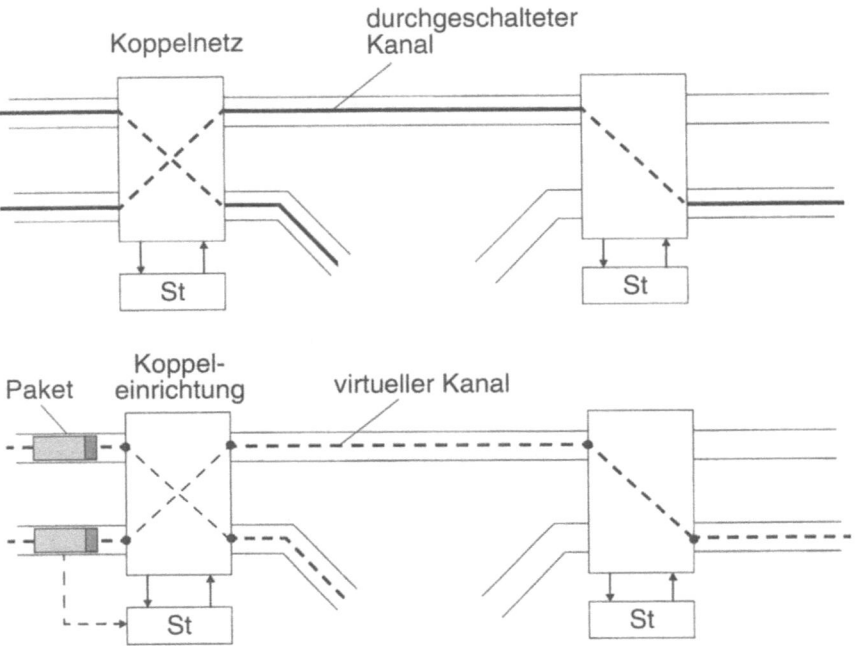

Abb. 3. Grundsätzliche Vermittlungsprinzipien
ober Teil: Durchschaltevermittlung
unterer Teil: Paketvermittlung

Bei der Paketvermittlung wird die gesamte Nutzinformation in die Rumpfteile von Informationseinheiten beschränkter Länge (Pakete) verpackt, welche mittels einer im Paketkopf mitgeführten Steuerinformation durch das Paketnetz übermittelt werden. Im Gegensatz zur Durchschaltevermittlung, bei der physikalische Betriebsmittel (Kanäle, Koppelnetzeinrichtungen) einer Verbindung für deren Dauer fest und ausssschließlich zugeteilt werden, teilen sich die Pakete bei Paketvermittlung alle physikalischen Betriebsmittel (Übertragungskanäle, Pufferspeicherplätze) dynamisch, indem nur im Bedarfsfalle die Zuteilung eines physikalischen Kanals für die Paketübertragung auf einem Abschnitt (link) oder eines Paketpufferplatzes im Netzknoten erfolgt. Die inherent entstehenden Kanalkonflikte bei mehrfacher Anforderung werden durch kurzzeitige Pufferung der Pakete gelöst. Die Pakete selbst werden entweder einzeln verbindungslos mittels mitgeführter Zieladressen von Knoten zu Knoten (Datagram-Betrieb) oder verbindungsorientiert zum Ziel übermittelt. Für die leistungsfähigere verbindungsorientierte Übermittlung muß zuerst eine sog. virtuelle Verbindung aufgebaut werden, welche aus gedachten (virtuellen) Kanälen auf den einzelnen Leitungsabschnitten zusammengesetzt ist. Hierzu wird die Zuordnung der virtuellen Kanalnummern einer virtuellen Verbindung in den Netzknoten gespeichert; die Pakete führen im Kopf nur die jeweils gültige virtuelle Kanalnummer mit, welche lediglich ausgelesen, verarbeitet und ausgetauscht werden muß, um das Paket entlang des vorher festgelegten Pfades der virtuellen Verbindung vom Ursprung zum Ziel zu lenken.

Die Sicherung der Integrität der übermittelten Daten, die Verkehrslenkung oder die Datenflußsteuerung zwischen ungleich schnellen Endeinrichtungen unterliegt einem systematisch und hierarchisch gegliederten Funktionensystem, in dem Formate der Dateneinheiten, Prozeduren des Austauschs, Fehlererkennung und -behebung, Datenflußsteuerung, Quittierung u.ä.m. standardmäßig festgelegt sind, d.h. in Protokollen und Diensten, welche die abstrakte Systemarchitektur darstellen.

In den siebziger und achtziger Jahren wurden zunächst im Weitverkehrsbereich Paketvermittlungsnetze aufgebaut, über die Datenterminale und Rechner miteinander verbunden wurden. In der Bundesrepublik Deutschland ist im öffentlichen Bereich der Datex-P-Dienst eingerichtet worden, bei dem über 64 kbit/s-Kanäle Pakete übermittelt werden. Dieselbe Technik und z.T. auch dieselben Netze sind die Basis des Wissenschaftsnetzes (WIN), mit dem die Rechner(netze) der Hochschulrechenzentren vernetzt sind. Trotz des schnellen Ausbaus kann mit diesen Netzen und Netzdiensten den Anforderungen der modernen Rechnerkommunikation (schneller File Transfer, kurze Reaktionszeiten bei interaktiven Anwendungen) nicht entsprochen werden. In der Folge wurde Anfang der neunziger Jahre eine Aufstockung auf 2 Mbit/s-Kanäle und -Vermittlung eingeführt, welches aber auch nur als Zwischenlösung auf dem Weg zu den Hochgeschwindigkeitsnetzen angesehen werden muß.

Die zweite Entwicklung der Rechnerkommunikation vollzog sich schneller mit nachhaltigeren Konsequenzen: Lokale Rechnernetze (Local Area Networks, LAN), welche ausgangs der siebziger Jahre ihren Siegeszug antraten. Das Prinzip beruht auf der Paketübermittlung über breitbandige, gemeinsam benutzte Übertragungsmedien (shared media) im Nahbereich; vergl. Abb. 4. Als Medien kommen dabei Kupferleitungen (Doppeladern, Koaxialkabel) oder Lichtwellenleiter in Betracht.

Das Prinzip beruht auf der verbindungslosen Paketvermittlung, welche dezentral (d.h. in jedem Anschlußpunkt einer angeschlossenen Station) durch ein Medienzugriffsverfahren zum Aussenden eines Paketes über das gemeinsam genutzte Medium und durch Selektion und Kopieren der vorbeilaufenden Pakete erfolgt. Auf diese Weise kann bei LANs mit Übertragungsraten zwischen 1 und 16 Mbit/s eine schnelle Rechner-Rechner-Kommunikation ermöglicht werden. Die Standardverfahren sind das in Ethernet-Produkten realisierte CSMA/CD (Carrier Sense Multiple Access/Collision Detection), das Token-Ring und das Token-Bus-Verfahren.

Heute haben sich diese Netze als Departmentnetze eingeführt. Schnell wuchs damit das Bedürfnis, diese Netze über sog. Backbones zu koppeln, um damit eine komplette Inhouse/Campus-Vernetzung zu ermöglichen. Die zweite Generation von LANs arbeitet bei typischerweise 100 Mbit/s (FDDI: Fibre Distributed Data Interface) und ist seit Anfang der neunziger Jahre in Betrieb. Dasselbe Shared Media-Prinzip, jedoch mit anderen Medienzugriffsverfahren, läßt sich darüber hinaus auch auf größere Netzausdehnungen anwenden: es entstanden die Metropolitan Area Networks (MAN), welche z.Zt. bei 34 Mbit/s und später mit 100 Mbit/s arbeiten und auf dem DQDB-Standard (Distributed Queue, Dual Bus) beruhen. In Deutschland und einer Reihe weiterer Länder sind seit 1994 nationale Breitbandnetze auf MAN-Basis in Betrieb, welche hochratige Datenkommunikationsdienste (SMDS: Switched Multi Megabit Data Service) erlauben und damit erstmals eine Weitverkehrsvernetzung von LANs erlauben.

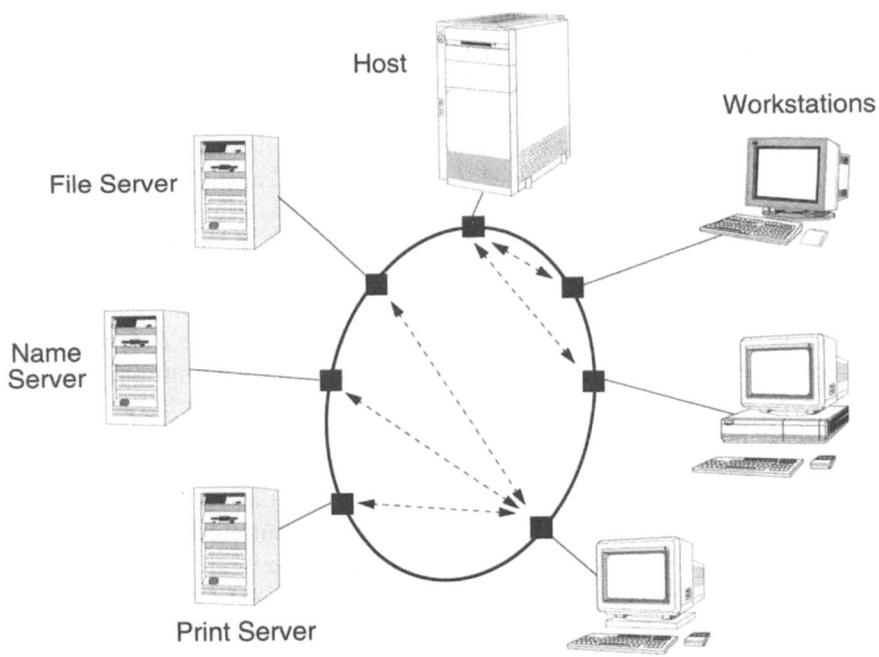

Abb. 4. Hochgeschwindigkeitsnetze (LAN)

2.6 Mobilkommunikation und Dienste des IN

Neben den leitergebundenen Kommunikationsnetzen entwickelt sich eine große Nachfrage an beweglichen Kommunikationsendgeräten, von denen aus einzelne oder mehrere Kommunikationsformen (Sprache, Text, Daten, Bild) abgewickelt werden können. Bereits Ende der neunziger Jahre werden allein in Deutschland mindestens 10 Millionen mobile Fernsprechteilnehmer erwartet. Die technischen Entwicklungen weisen den Weg über die heute bereits eingeführten, aber im Ausbau beschränkten Mobilfunknetze der 1. und 2. Generation (analoges und digitales Mobilfunknetz) hinaus zum persönlichen Kommunikationsdienst (Personal Communication Service, PCS), bei dem individuelle Teilnehmer jeden Dienst von jedem Ort aus über jedes geeignete Endgerät in Anspruch nehmen können. Vom ersten Einsatz dieser Mobilfunknetze der 3. Generation gegen Ende dieses Jahrzehnts werden wesentliche Vorteile hinsichtlich der flexiblen und schnellen Abwicklung der gesamten betrieblichen Entscheidungsprozesse oder etwa des privaten Wunsches nach Kommunikation und Sicherheit erwartet. Die Integration breitbandiger Dienste jenseits der Jahrtausendwende erfordert die Ausdehnung der Mobilkommunikation in Frequenzbereiche bis zu 100 GHz und deutet auf die Entwicklung einer 4. Generation der Mobilkommunikation.

In den vergangenen 30 Jahren kamen Mobilfunksysteme der ersten Generation zum Einsatz, welche in Deutschland als A-, B- und C-Netz bekannt sind. Diese auf rein analoger Technik beruhenden Netze waren im wesentlichen für geschäftlichen Bedarf, Sicherheits- und Notdienste ausgelegt und in der Anschlußzahl wie auch im Operationsbereich sehr begrenzt. Die zweite Generation in Form von digitalen Mobilfunknetzen ist seit 4 Jahren in Betrieb und wird derzeit ausgebaut (D1- und D2-Netz) bzw. aufgebaut (E-Netz, DCS 1800); sie ist durch höhere Frequenzen (900 bzw. 1800 MHz), kleinere Funkbereiche (Zellen), und damit häufigere örtliche Wiederverwendbarkeit von Funkkanälen, sowie durch eine europaweite Standardisierung gekennzeichnet. Sie ermöglicht die Kommunikation in größeren Operationsbereichen (z.B. Westeuropa) und erstreckt sich auch auf andere Verkehrsträger wie Bahn oder Flugzeug. Zur Entwicklung und Standardisierung sind wesentliche Forschungsergebnisse der siebziger und achtziger Jahre eingeflossen. Der in Europa entwickelte Standard GSM (Global System for Mobile Communication), auf dem die Technik der D1-, D2- und des E-Netzes beruht, wird derzeit als der weltweit am weitesten entwickelte angesehen. Außer durch die Digitalisierung sind diese Netze ganz wesentlich dadurch ausgezeichnet, daß sie auf die steuerungstechnische Infrastruktur des ISDN in Form des Zentralkanal-Signalisiernetzes und der damit verbundenen Möglichkeit des Zugriffs auf Netzdatenbanken zurückgreifen können, d.h. auf Funktionen des sog. „Intelligent Network".

Abb. 5 zeigt das Prinzip eines zellulären Mobilfunknetzes, bei dem der Versorgungsbereich in Funkzellen unterteilt ist. Durch die Wiederverwendbarkeit gleicher Funkkanalfrequenzen in weiter entfernten Funkzellen kann die Kapazität des zur Verfügung stehenden Frequenzbereiches mit Verkleinerung der Zellausdehnung entsprechend ausgeweitet werden. Das Zentrum einer Funkzelle bildet der Basisstationssender/empfänger (Base Transceiver Station, BTS), über welchen die in der Funkzelle sich aufhaltenden Mobilstationen (Mobile Station, MS) über die „Luftschnittstelle", d.h. einen zugeteilten Funkkanal, verbunden werden können. Mehrere BTS-Einrichtungen sind an eine Basisstationssteuerung (Basis

Station Controller, BSC) angeschlossen und bilden zusammen ein Basisstationssystem, über das die Mobilteilnehmer über einen Kanal des Anschlußnetzes zur Mobilfunk-Vermittlungsstelle (Mobile Services Switching Center, MSC) angeschlossen werden können. Die MSC ist mit zwei Datenbankeinrichtungen ausgestattet; der Heimatdatei (Home Location Register, HLR), in der die Daten über die Anschluß- und momentanen Aufenthalts-Koordinaten der bei dieser MSC registrierten Mobilteilnehmer abgelegt sind, und der Besucherdatei (Visitor Location Register, VLR), in der die sich momentan in dem Versorgungsbereich der Besucherdatei aufhaltenden Mobilteilnehmer eingetragen sind. Soll eine Mobilstation angerufen werden, muß zunächst eine über das Signalisiernetz laufende Anfrage im HLR der Heimat-MSC erfolgen, um den momentanen Aufenthaltsort des gerufenen Mobilteilnehmers zu erfahren; danach kann die Verbindung über die zugehörige MSC zur BTS des Zielteilnehmers geschaltet werden. Wechselt eine Mobilstation während einer Verbindung in eine andere Funkzelle, wird der Aufbau der neuen Verbindung (Handover) automatisch eingeleitet, so daß eine im wesentlichen nahtlose Kommunikation aufrechterhalten werden kann. Über die MSC erfolgt ferner der Zugriff auf Einrichtungen der Geräteidentifikation (EIR), der Berechtigungsprüfung (AUC), der Betriebsüberwachung (OMC) sowie der Zugang zu anderen Netzen.

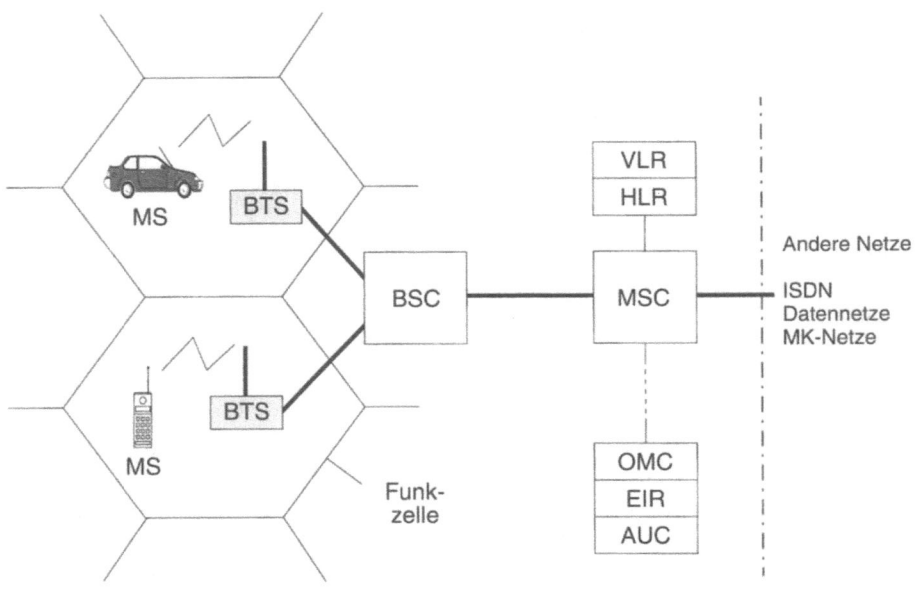

Abb.5. Zelluläre Mobilkommunikation

Neben den Entwicklungen der D- & E-Netze existieren alternative Konzepte in Form von - verallgemeinert gesprochen - „schnurlosen Endgeräten", bei denen eine eingeschränkte Mobilität um das private Haus, innerhalb einer Firma oder in der Umgebung von Geschäfts- oder Verkehrszentren existiert (Telepoint, DECT, Funk-Nebenstellenanlagen und -LANs). Der zunehmende Wunsch, Telekommunikationsdienste schließlich auch unabhängig von einem "eigenen" Endgerät in Anspruch zu nehmen und über Codekarten-Identifikation zu personalisieren, führt zur Entwicklung der sog. Personal Communication Networks (PCN) bzw. Personal Communication Services (PCS). Gegenwärtige Anstrengungen im Bereich der Standardisierung zielen auf die Integration dieser koexistenten mobilen Netze und Dienste hin zu einem auf Universalschnittstellen und -protokollen beruhenden Universal Mobile Telecommunication System (UMTS), das gegen Ende dieses Jahrzehnts die 3. Generation von Mobilfunksystemen darstellen wird.

Während im Festnetzbereich die durch zunehmenden Verkehr und neue Dienste bedingte Netzkapazität durch breitbandige, optische Übertragungs- und auf Höchstintegration beruhende Vermittlungssysteme bereitgestellt werden kann, bereitet die Beschränktheit der Funkfrequenzen *den* entscheidenden Engpaß im Mobilfunkbereich. Der Ausweg hieraus kann nur in der Ausschöpfung des Millimeter-Wellenbereichs bis hinauf zu 100 GHz gefunden werden mit der damit inherent verbundenen Kleinstzellen-Infrastruktur einer 4. Generation der Mobilkommunikation jenseits der Jahrtausendwende.

Während sich die gegenwärtigen Mobilkommunikationsnetze auf größere Versorgungsbereiche kontinentaler Ausdehnung (z.B. Westeuropa, Nordamerika) erstrecken, zielt die zukünftige Satellitenkommunikation auf den globalen Versorgungsbereich. Voraussetzung hierfür sind niedrig fliegende Satelliten (Low Earth Orbit, LEO), welche nicht geostationär, sondern in Höhen zwischen 800 und 10 000 km auf Umlaufbahnen kreisen und mit on-board-Vermittlungseinrichtungen ausgestattet sind. Sie werden gegen Ende dieses Jahrzehnts das bereits seit längerem eingeführte INMARSAT-System mit 3 geostationären Satelliten (Höhe 36 000 km) ablösen und neben der Mobilkommunikation auch eine besondere Rolle in der Versorgung schwach infrastrukturierter Gebiete spielen. Die Mobilstationen werden dabei in der Regel dual mode-fähig ausgelegt sein zur wahlweisen Nutzung in zellulären und globalen Mobilkommunikationssystemen.

Eine weitere Entwicklung, die ebenfalls auf Netzdatenbanktechniken beruht wie die Mobilitätsverwaltung in Mobilfunksystemen, ist das „Intelligente Netz" (IN), mit dessen Diensten erweiterte Funktionen bereitgestellt werden wie

- Gebührenfreier Anruf (Service 130)
- Gebührenübernahme und Gebührensplitting
- Kreditkartendienste
- Universelle persönliche Telekommunikation
- Televotum
- Private Informationsdienste
- Virtuelle private Netze (VPN).

Bei Inanspruchnahme dieser, über die Basisfunktionen der Fernsprechkommunikation hinausgehenden Funktionen erfolgt die Abwicklung über Dienststeuerknoten (Service Control Point, SCP), auf die von den Dienstzugangsknoten (Service Switching Point, SSP) über das Signalisiernetz zugegriffen werden kann. Nach einer Testphase steht die Einführung der erweiterten IN-Dienste unmittelbar bevor.

2.7 Entwicklungen zum Breitband-ISDN

Ausgangs der siebziger Jahre reifte die Überzeugung heran, dem steigenden Bedarf an unterschiedlichen Netzdiensten nicht durch dienstespezifische Netze (wie dem Fernsprechnetz und verschiedenen Varianten von Datennetzen) zu beggnen, sondern durch ein universelles diensteintegrierendes Netz zu entsprechen. Der Schlüssel zu dieser Entwicklung lag in der Digitalisierung des Übermittlungsweges und in der Rechnersteuerung. Die Idee des diensteintegrierenden Digitalnetzes (Integrated Services Digital Network, ISDN) ist in Abb. 6 skizziert und veranschaulicht, wie unterschiedliche Endsysteme über *ein* Kommunikationsnetz verbunden werden können.

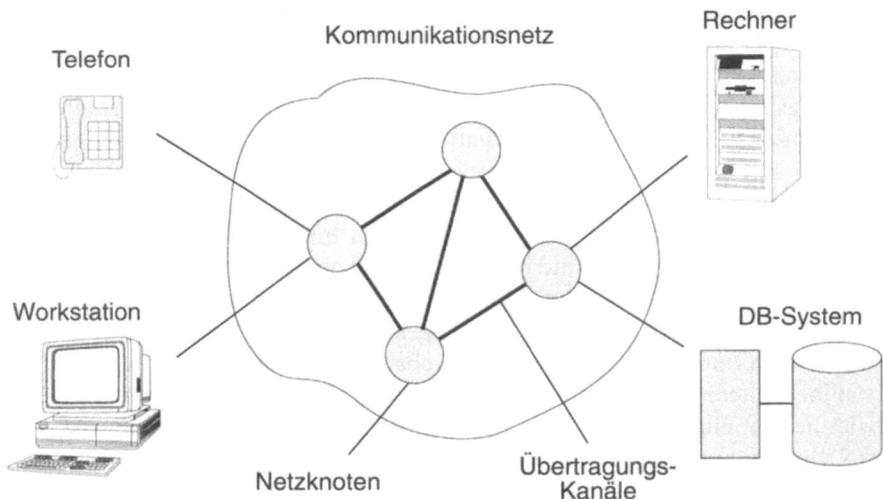

Abb.6. Diensteintegrierendes Digitalnetz (ISDN)

Die Entwicklungen zur internationalen Standardisierung wurden im CCITT (Comité Consultatif International de Télégraphique et de Téléphonique) in der ersten Hälfte der achtziger Jahre abgeschlossen, denen die Produktentwicklung, der Versuchsbetrieb 1986 und der Regelbetrieb 1988 folgten. Diese - heute als Schmalband-ISDN bezeichnete - Variante ist durch folgende Merkmale gekennzeichnet:

- Digitale Übertragung und Vermittlung für B-Kanäle à 64 kbit/s
- Rechnersteuerung
- Zentralkanalsignalisierung im Kernnetz
- Digitaler Teilnehmeranschluß mit zwei B-Kanälen (Basisanschluß) oder Vielfachen von 30 B-Kanälen (Primärratenanschluß)
- Signalisierung im Anschlußbereich über einen separaten D-Kanal mit 16 kbit/s.

Die Akzeptanz des ISDN war aus unterschiedlichen Gründen zunächst nur sehr gering. Die Festlegung auf eine starre Kanalstruktur erwies sich u.a. als hinderlich für die Einführung flexibel gestaltbarer Breitbanddienste. Für Breitband-Anwendungen wurde in der Bundesrepublik Deutschland als Vorläufernetz zum Breitband-ISDN eine durchschaltevermittelte Variante aufgebaut, welche die Vermittlung von Kanälen bis zu 140 Mbit/s erlaubte und die bis zum gegenwärtigen Zeitpunkt als Infrastruktur für Videokonferenzen dient. Aufgrund der Fortschritte in der Quellcodiertechnik für Sprach-, Festbild- und Bewegtbildkommunikation (Prädiktion, Entropie-Codierung, Bewegungskompensation, Vektorquantisierung) ist es jedoch möglich, die natürliche Quellbitrate von 64 kbit/s für Sprache und etwa 140 Mbit/s für Video auf 8 und weniger kbit/s bzw. durchschnittlich 1-2 Mbit/s zu reduzieren, bei paketorientierter Codierung allerdings auf Kosten einer zeitlich variablen Bitrate. Damit erhob sich die Frage, welche Netztechnik dafür am geeignetsten ist.

Zwei wesentliche Ursachen haben die Entwicklung zum Breitband-ISDN nachhaltig beeinflußt: 1. Die optische Nachrichtentechnik und 2. die schnelle Paketvermittlungstechnik.

Die bis dahin vorherrschende plesiochrone digitale Hierarchie (PDH), welche Bitraten bis zu 140 Mbit/s festgelegt hatte, erwies sich als nicht tragfähig für die weit darüber hinausgehende optische Übertragungstechnik, und zwar hinsichtlich der Bitraten, wie auch hinsichtlich der Taktfrequenzgenauigkeit. Mit der Entwicklung der SONET-Hierarchie der Bellcore/USA wurde die internationale Standardisierung der Synchronen Digitalen Hierarchie (SDH) eingeleitet, welche mit den Hierarchiestufen STM 1 (155 Mbit/s), STM 4 (620 Mbit/s), STM 16 (2,5 Gbit/s), STM 64 (10 Gbit/s) eine nach oben im wesentlichen offene Architektur bietet und die durch erweiterte Steuerinformationen ein flexibles Multiplexen/Demultiplexen niederratiger Datenströme sowie Kanäle für das Netzmanagement vorhält. Darüber hinaus sind inzwischen durch faseroptische Verstärker und optische Schalter auch die Voraussetzungen für eine im optischen Bereich durchführbare Vermittlung (zumindest als Durchschaltevermittlung) geschaffen worden, wodurch die Vision eines photonischen Breitbandnetzes in den Bereich des Möglichen rückt.

Die zweite Entwicklung vollzog sich im Bereich der Paketvermittlung, welche durch Einheits-Minipakete („Zellen"), rein hardwaremäßige Realisierung des auf dem virtuellen Verbindungskonzept beruhenden Paketvermittlungsprinzips und Abmagerung der schwerfälligen Protokollfunktionen innerhalb des Netzes (lightweight protocols) eine äußerst schnelle und sehr flexible Übermittlung erlaubt. Das Prinzip dieses als Asynchroner Transfermodus (ATM) bezeichneten Übermittlungsverfahrens illustrieren Abb. 7 und Abb. 8. Die Zerlegung (Paketierung) aller denkbaren konstanten, variablen und diskontinuierlichen Verkehrsströme in Zellen erlaubt ein einfaches Multiplexen. Hierzu wird der breitbandige Übertragungskanal in Zeitschlitze aufgeteilt, die jeweils genau eine Zelle aufnehmen können. Wegen des Paketvermittlungsprinzips verfügen die Multiplexer über Zellpuffer, wobei infolge der hohen Übertragungsrate (155 Mbit/s oder 620 Mbit/s) auch die Pufferzeiten gering bleiben (i.a. wenige Vielfache einer Zellübertragungszeit von 0,7 bzw. 2,8 µs).

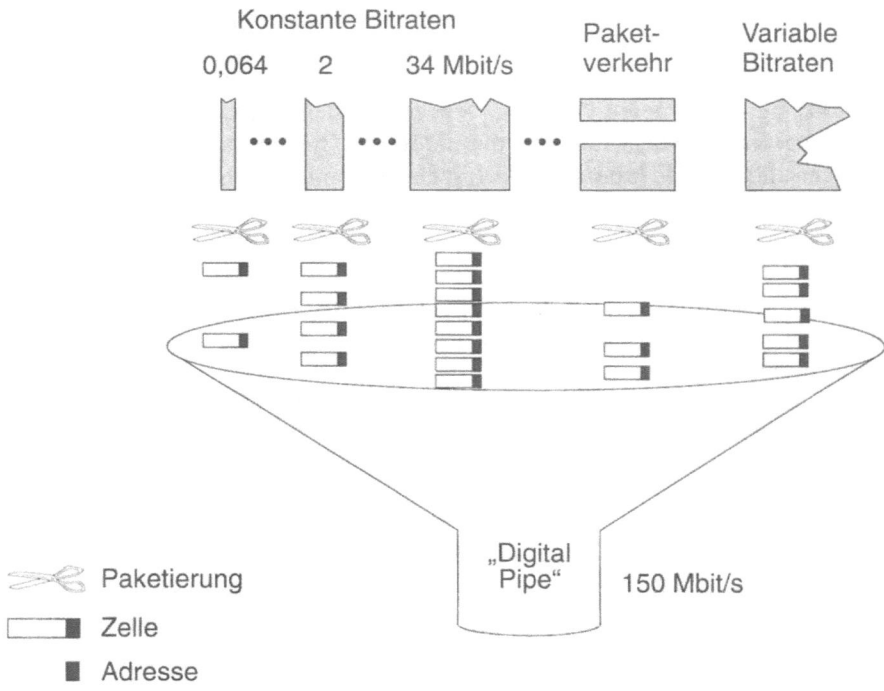

Abb.7 Prinzip des Asynchronen Transfermodus (ATM)

Vom Fernsprechnetz zum Information Superhighway

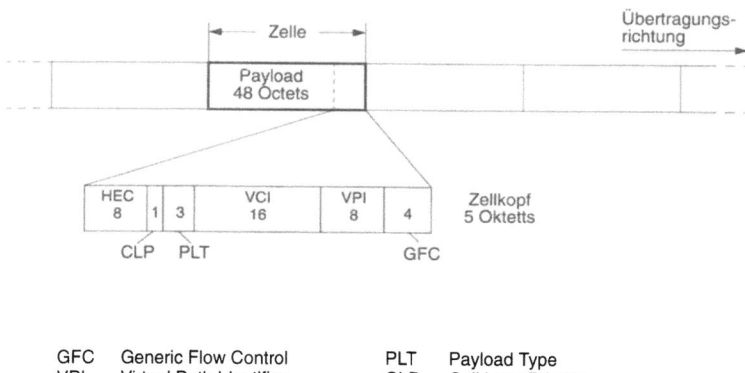

GFC	Generic Flow Control		PLT	Payload Type
VPI	Virtual Path Identifier		CLP	Cell Loss Priority
VCI	Virtual Channel Identifier		HEC	Header Error Control

Abb. 8. Struktur der ATM-Zelle an der Benutzer-Netz-Schnittstelle (UNI)

Die Zellen werden anhand der im Zellkopf mitgeführten Verbindungskennung (Virtual Path Identifier, VPI; Virtual Channel Identifier, VCI) und der beim Verbindungsaufbau in den Netzknotentabellen abgelegten Verkettung dieser Kennungen durch das Netz zum Ziel übermittelt. Der Aufbau dieser virtuellen Verbindungen (virtual channel connection) erfolgt im übrigen nach demselben Prinzip wie im Schmalband ISDN durch ein logisch getrenntes Signalisiernetz. Die weiteren Zellkopf-Informationen dienen der Netzzugangs-Datenflußsteuerung (GFC), der Kennzeichnung des Zelltyps (PLT) und der Zellpriorität (CLP). Mittels des Zellkopf-Fehlerkontrollverfahrens (HEC) können Fehlerkorrektur und Fehlererkennung sowie die automatische Erkennung der Zellgrenzen durchgeführt werden.

Die hierarchische Unterteilung in virtuelle Pfade und virtuelle Verbindungen erlaubt es dem Netzbetreiber, auf dem physikalischen Netz aus vermittelnden Netzknoten und Hochgeschwindigkeits-Verbindungsleitungen des SDH mittels Funktionen des Netzmanagements ein Netz aus virtuellen Pfaden einzurichten (semipermanent), über das die durch die Teilnehmer gesteuerten virtuellen Verbindungen geführt werden. Damit kann in sehr flexibler Weise die Pfadstruktur dem Verkehrsbedarf angepaßt werden; u.a. können mittels virtueller Pfade LANs an unterschiedlichen Standorten miteinander verbunden werden zum Aufbau von Unternehmensnetzen (corporate networks).

Das auf dem ATM-Prinzip aufgebaute Netz bildet die Infrastruktur des Breitband-ISDN (B-ISDN), über das alle Formen der zukünftigen Kommunikation abgewickelt werden sollen. Die dafür erforderlichen Paketierungs-/Depaketierungsfunktionen (siehe Abb. 7) werden in einer speziellen Funktionsschicht in den Endsystemen, der ATM-Adaptionsschicht (AAL), bereitgestellt, welche nach fünf prinzipiellen Verkehrscharakteristika unterteilt ist.

Aufgrund der universellen und effizienten Eigenschaften des ATM-Prinzips dringt die ATM-Technik gegenwärtig auch in den LAN-Bereich ein, was mittelfristig zu einer homogenen, auf ATM-Technik beruhenden durchgehenden

Netztechnik führen wird, womit die jahrzehntelange Koexistenz von Telekommunikationsnetzen und Rechner-/Datennetzen zugunsten eines Netztyps aufgelöst wird.

2.8 Vom Breitband-ISDN zur Integrierten Breitbandkommunikation

Die im vorangegangenen dargestellten Entwicklungen bezogen sich im wesentlichen auf die Individualkommunikation, mit der sogenannte interaktive Dienste zwischen individuellen Benutzern bzw. Endeinrichtungen abgewickelt werden wie Fernsprechen, Rechner- und Datenkommunikation, Videokonferenzen u.ä.m. Daneben besteht der weite Bereich der Verteilkommunikation in Form des Rundfunks und des Fernsehens, welche bislang über gänzlich getrennte Netze abgewickelt wird (terrestrische Funknetze, Breitbandkabelnetze, Satelliten). Mit der breitbandigen Netzinfrastruktur der Individualkommunikation besteht nun die Möglichkeit, auch die bislang getrennte Rundfunk- und Fernsehversorgung, welche keine oder nur eine sehr schwache Möglichkeit der Benutzerinteraktion zuließ, einzubeziehen und sie dabei gleichzeitig durch einen wesentlich höheren Grad bezüglich der Benutzerinteraktion zu individualisieren. Die darauf aufbauenden Dienste weisen auf das interaktive Fernsehen (video-on-demand), bei dem der Benutzer Verteildienste unter weitgehendst persönlich bestimmbaren Bedingungen hinsichtlich Abrufzeitpunkt, Auswahl und Ablaufweise in Anspruch nehmen kann.

Rein technisch gesehen ist es auch nicht einsichtig, für die zunehmende Integration von Telefon, PC und Audio/TV getrennte Netzinfrastrukturen aufrechtzuerhalten. Auf dem Weg zu einer integrierten Infrastruktur sind zwei Realisierungsmöglichkeiten erkennbar, welche jeweils von den bislang getrennten Infrastrukturen für die Individual- und Verteilkommunikation im Anschlußbereich ausgehen: erstens, die Abwicklung der Individualkommunikation über entsprechend modifizierte Breitband-Kabelnetze und zweitens, die Abwicklung der Verteilkommunikation über breitbandig ausgebaute Anschlußleitungen der Telekommunikation. Beide Varianten sind möglich und werden gegenwärtig in Forschung, Entwicklung und Versuchsbetrieb entworfen, aufgebaut und erprobt. Infolge des hohen Kostenanteils, der gerade durch die Teilnehmerversorgung, also im Anschlußnetz, gebunden wird, werden in der überschaubaren Zukunft verschiedene Lösungen koexistieren und erst auf längere Sicht zugunsten einer einheitlichen, auf Lichtwellenleitern beruhenden breitbandigen Versorgung bis hin zum Endteilnehmer abgelöst werden. Es bestehen im wesentlichen folgende Lösungsvarianten:

- Nutzung des auf Koaxial-Kupferleitungen beruhenden Verteilnetzes für die Individualkommunikation durch Einführung eines Rückkanals
- Nutzung der bestehenden Telefon-Kupferanschlußleitung für Breitband-Anwendungen (ADSL: asymmetrische Digitalübertragung bis zu 5

Mbit/s zum Teilnehmer und mehreren hundert kbit/s vom Teilnehmer zum Netz)
- Lichtwellenleiter-Anschlußnetze mit unterschiedlicher Durchdringungstiefe bis zum Wohnviertel (Fibre to the Curb, FTTC), bis zum Wohn-/Fabrikgebäude (Fibre to the Building, FTTB) oder bis zur Wohnung oder dem Büro (Fibre to the Home, FTTH), von wo aus über wesentlich kürzere Distanz mit Kupfer- oder hybriden Kupfer/Glasfaserleitungen die Endeinrichtung angeschlossen wird
- Vollständige optische Verkabelung bis hin zur Endeinrichtung (PON: Passive Optical Networks).

Aufgrund der immensen Fortschritte in der optischen Nachrichtentechnik wird auch die bislang rein im elektronischen Bereich durchgeführte Vermittlung innerhalb des Kernnetzes betroffen. Die Veränderungen in den Kernnetz-Infrastrukturen werden nach heutiger Erkenntnis mittelfristig folgende Auswirkungen haben:

- Zusammenfassung von größeren Versorgungsbereichen zu einem vermittelnden Netzknoten, wodurch das Verkehrsaufkommen den Einsatz der leistungsfähigeren (aber auch teureren) Breitband-Vermittlungstechnik rechtfertigt
- Zusammenfassung und Bündelung des Verkehrs im weiträumigeren Anschlußbereich durch optische/elektronische Multiplextechnik
- Einführung eines durchgehend optischen Transportnetzes, welches auf optischer Übertragung und Vermittlung beruht.

Die letztgenannte Möglichkeit ist in Abb. 9 skizziert. Mit der optischen Vermittlung hochratiger Datenströme (optische Durchschaltevermittlung) wird es möglich, eine flexibel konfigurierbare, zweistufige Infrastruktur von hochratigen Kanälen (das sind im Sinne des Wortes die wirklichen Information Superhighways oder „Datenautobahnen") bereitzustellen, bestehend aus den über optische Vermittlungsknoten (Optical Crossconnect, O-CC) aufgebauten optischen Pfaden und den über elektronische Vermittlungsknoten (Electronic Crossconnect, ATM-CC) aufgebauten virtuellen Pfaden (Virtual Path, VP). Beide Pfadnetze werden nicht durch Teilnehmeraktionen gesteuert, sondern vom Netzbetreiber über Netzmanagementeinrichtungen bedarfsangepaßt bereitgestellt. Die dritte Ebene bilden dann die durch Teilnehmer gesteuerten, individuell aufgebauten virtuellen Verbindungen zwischen Teilnehmern bzw. zwischen Teilnehmern und Dienstanbietern (service provider), welche in eleganter Weise über die durch die optischen und virtuellen Pfade bereitgestellte Infrastruktur geführt werden.

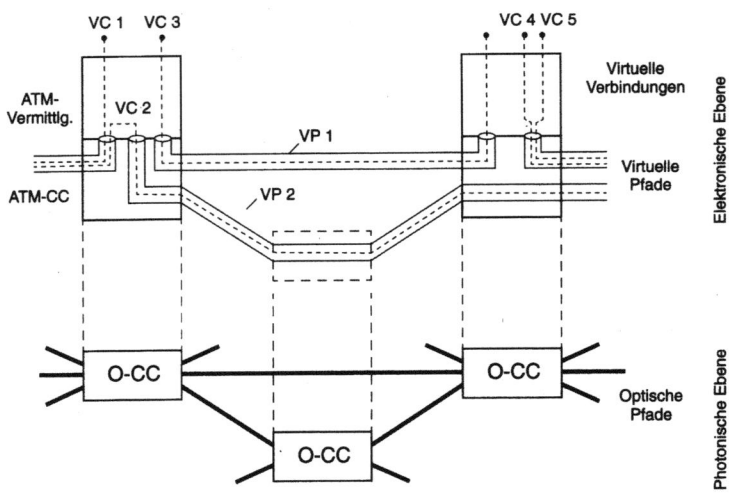

Abb. 9. Zukünftige Mehrebenen-Netzinfrastruktur

Mit den skizzierten zukünftigen Netzinfrastrukturen wird eine Integration von Individual- und Verteildiensten möglich, welche über die bisherigen Nutzungsformen hinaus in nahezu beliebiger Weise Benutzerinteraktionen erlauben. Parallel zu dieser Integration aus Benutzersicht vollzieht sich eine entsprechende Integration in der Netzverwaltung, dem Netzmanagement, ohne die derartig komplexe Gebilde nicht überschau- und beherrschbar sein können. Dieses heute nicht mehr utopische Fernziel wird als integriertes Breitbandkommunikationsnetz (Integrated Broadband Communication Network, IBCN) bezeichnet.

3. Perspektiven des Information Superhighways und ihre Herausforderungen an Technik und Gesellschaft

3.1 Die Anfänge

Mit den bereits heute realisierten Möglichkeiten der Datenkommunikation über das Fernsprechnetz, das ISDN, die Mobilkommunikationsnetze sowie die verschiedenen Formen von Datennetzen sind Elektronische Post (electronic mail), Dateiübertragung (file transfer), Arbeiten an entfernten Rechnern (remote login), Zugriff auf eine große Zahl angebotener Informationsdienste wie dem des World Wide Web (WWW), Dokumentenaustausch oder verteiltes Erstellen von Dokumenten möglich und weisen gegenwärtig ein außerordentlich starkes Wachstum auf. Neue Nutzungsmöglichkeiten, wie die niederqualitative Sprach-

und Bewegtbildkommunikation werden bereits über das heutige Internet erschlossen. Das Potential dieser Anwendungen, insbesondere hinsichtlich der Möglichkeiten des Zugriffs auf Informationsdatenbasen, ist bei weitem noch nicht erschöpft und wird bereits weitreichende Konsequenzen für Arbeitsabläufe, Ausbildung u.ä. nach sich ziehen.

In der öffentlichen Diskussion und Berichterstattung werden die heutigen Infrastrukturen des öfteren bereits als „Datenautobahnen" bezeichnet; verglichen mit dem Potential der zukünftigen Breitbandnetze handelt es sich dabei allerdings bestenfalls nur um „Datenlandstraßen".

Die Breitband-Kommunikation könnte bereits heute in erheblich umfangreicherer Weise genutzt werden. Die Hinderungsgründe liegen im wesentlichen in den noch zu hohen Tarifen, in den noch im Forschungs-/Entwicklungsstadium befindlichen Methoden und Verfahren und der erforderlichen Standardisierung, in der verständlichen Zurückhaltung in bezug auf unsicher abschätzbare Entwicklungen sowie in Akzeptanzproblemen.

Die Akzeptanz der in der Einleitung skizzierten neuen Anwendungsformen der Telekooperation, der Multimedia-Kommunikation oder des Video-on-Demand wird in ganz wesentlicher Weise von der Qualität, der Bedienbarkeit und den Nutzungskosten abhängen. Über die Nutzbarkeit an sich sollten allerdings keine Illusionen gehegt werden; es bestehen wenig Zweifel darüber, daß nach der typischen Anlaufphase mit einer breiten Akzeptanz und einem breiten Einsatz zu rechnen ist.

Auf dem Weg dorthin sind allerdings noch grundsätzliche Probleme zu lösen und zwar sowohl im technisch-wissenschaftlichen, als auch im arbeitsorganisatorischen und im gesellschaftlichen Bereich.

3.2 Technische Herausforderungen

Von allen Problemen erscheinen auf den ersten Blick die technischen Probleme am ehesten lösbar. Die wirklich beeindruckenden Erfolge auf dem Gebiet der Basistechnologien, d.h. in

- der Mikroelektronik für Informationsverarbeitung, Signalverarbeitung, Informationsspeicherung, Vermittlung, Displaytechnik sowie
- der Photonik (optische Nachrichtentechnik) für die Übertragung, Vermittlung und die Verarbeitung von Informationen

haben sich in der Vergangenheit schneller eingestellt als prognostiziert. Der Entwicklungstrend ist ungebrochen und wird zu Höchstleistungs-Bauelementen führen.

Die Anwendungen dieser Basistechnologien entwickelten sich aufgrund ihrer ständig wachsenden Ansprüche und Komplexität wesentlich langsamer. Die technischen Herausforderungen liegen u.a. auf den folgenden Gebieten:

- Schaltkreistechnologien und Entwurfsverfahren: leistungsarme Bipolar-, höchstintegrierte CMOS- und GaAs-Technologie, Baustein-Konzepte, Aufbautechnik, Fehlertoleranz, Testbarkeit
- Softwaretechnologie und Engineering: formale Spezifikations-, Verifikations- und Testverfahren, objektorientierter Entwurf, automatische Codegenerierung, Softwarezuverlässigkeit und -test
- Übertragungs- und Vermittlungstechnik: breitbandige Anschlußnetze auf Basis optischer und Funk-Übertragung, Netz- und Mobilitätsmanagement, Protokolle für Hochgeschwindigkeitsanwendungen, Dienststeuerung und -generierung. Steuerung des Nachrichtenverkehrs (traffic control), Sicherstellung der Netzgüte, Ressourcenmanagement und -optimierung
- Anwendungsunterstützung: Benutzerführung, Mensch-Maschine-Interaktion, Wiedergabetechniken, Datensicherheit und technischer Datenschutz, Authentifikation, Nachweis und Abrechnung.

Es ist zu beobachten, daß sich die öffentliche Diskussion oftmals zu sehr an den Erfolgen der Basistechnologien orientiert, wobei die nicht minder komplexe Systemtechnik unterschätzt wird. Die Lösung der mit den Anwendungen verbundenen Probleme ist jedoch für die Akzeptanz und den frühzeitigen Einsatz von größter Bedeutung, da über Nutzungsmöglichkeiten, Benutzerverhalten und Wirtschaftlichkeit in der Regel nur wenige bis gar keine Kenntnisse vorliegen.

3.3 Nutzungsmöglichkeiten

Die Technikgestaltung steht in engem Zusammenhang mit der Arbeits- und Nutzungsorganisation. Die integrierte Breitbandkommunikation erlaubt neue Formen der Nutzung wie:

- Multimediale Kommunikation: integrierte Sprach-, Bild-, Video- und Datenkommunikation zwischen Benutzerendgeräten (PC, Workstation) und Informationsbasen
- Rechnergestütztes, kooperatives Arbeiten (computer supported cooperative work): Teamarbeit über vernetzte Arbeitsplatzrechner mit Zugriff auf gemeinsame, in elektronischer Form dargestellte Dokumente.

Diese Nutzungsformen werden eine Vielfalt neuer Anwendungen ermöglichen oder bereits bestehende Anwendungen verbessern wie:

- Telearbeit (teleworking): Auslagerung bestimmter Dokumenterstellungs- und bearbeitungsvorgänge aus dem Betrieb zum häuslichen Arbeitsplatz
- Telebanking: Abwicklung aller Banken-Transaktionen per Telekommunikation
- Auskunftswesen und Werbung: Multimedial unterstützte Produkt- und Angebotsinformationen, Zugriff zu elektronischen Archiven

- Teleshopping: Abwicklung von Einkaufs-, Bestell- und Buchungsvorgängen, insbesondere in Verbindung mit multimedialer Angebotspräsentation (z.B. in der Touristik)
- Telepublishing: elektronisches Publizieren
- Bild- und Videodienste in der Medizin: Bereitstellung von Diagnosematerialien des Patienten bzw. aktive Unterstützung bei operativen Vorgängen durch räumlich entfernte Experten
- Videoconferencing: Verteilte Arbeitsplatzkonferenzen über Einrichtungen des Arbeitsplatzes (Multimedia-Workstation)
- Teleteaching: Einsatz multimedialer Hilfsmittel im Unterricht, speziell Partizipierung an zentral abgehaltenen Lehrveranstaltungen mit individueller Lehrer-Schüler-Interaktion
- Video-on-Demand: Abruf von multimedial gespeicherten Dokumenten wie Lehrfilme, Unterhaltungsfilme oder Nachrichten mit individueller Präsentationskontrolle (Beginn, Unterbrechung, Wiederholung, Zeitlupe u.ä.m).

Diese Aufzählung ist keinesfalls vollständig, zeigt jedoch die große Breite der Anwendungspalette.

3.4 Gesellschaftliche Herausforderungen

Die massive Anwendung der im vorangegangenen skizzierten Nutzungen greift ohne Zweifel tief in arbeitsorganisatorische Abläufe und in den Privatbereich ein. Bei der Entwicklung von Zukunftsszenarios ist weiterhin zu bedenken, daß sich dabei gleichzeitig das Umfeld verändert, unter dessen Randbedingungen diese Entwicklungen ablaufen:

- Endgeräte: Schon heute besteht für einen Großteil der industriellen Arbeitsplätze im Büro oder in der Fertigung Zugriff zu Rechnereinrichtungen. Bis Ende dieses Jahrzehnts wird auch ein Großteil der Privathaushalte mit PC-Einrichtungen ausgestattet sein.
- Netzbetreiber (network provider): Bis 1998 werden in Europa die letzten Netzmonopole verschwinden. Netze und Netzdienste werden von privaten Netzbetreibern im Wettbewerb angeboten.
- Dienstanbieter (service provider): Auch die angebotenen Versorgungsleistungen, wie z.B. Rundfunk- und Fernsehprogramme, werden im Wettbewerb angeboten. Neben die klassischen Dienstanbieter wird eine große Zahl neuer Informationsanbieter treten, wie Verlage des Pressewesens, Unterhaltungs- oder Spielprogramme-Anbieter, welche ebenfalls ihre Dienstleistungen im Wettbewerb anbieten.

Die Konsequenzen einer dem freien Wettbewerb überlassenen Entwicklung können heute schon erahnt werden. So werden wahrscheinlich teure Druckprodukte mit geringer Auflage, wie etwa Fachzeitschriften, dieser Entwicklung zuerst zum Opfer fallen. Umgekehrt wird dadurch die Notwendigkeit entstehen, die Fachbibliotheken völlig umzurüsten und alle Nutzer auf die neuen Nutzungsformen umzustellen. Ähnliche Szenarien können in nahezu allen Anwendungsbereichen verfolgt werden und sollen an dieser Stelle nicht weiter ausgebreitet werden. Vielmehr ist es jetzt wichtiger denn je, daß sich Gesellschaft und Politik im Sinne einer Ordnungskraft, welche die Rahmenbedingungen festsetzt, der anstehenden Probleme annimmt. Typische Fragestellungen dieser Art können wie folgt umrissen werden:

- Wie können Verzerrungen in der Chancengleichheit und im Wettbewerb verhindert werden zwischen Nutzenden und Nichtnutzenden der neuen Medien? Ähnlich wie, durch den Buchdruck ausgelöst, schließlich die allgemeine Schulpflicht als ein wesentliches Element der Chancengleichheit in unserer Gesellschaft angesehen werden muß, entsteht der Gesellschaft die Verpflichtung, durch Schulung für Chancengleichheit in der Nutzung neuer Informationstechnologien zu sorgen.
- Wie kann die Beherrschbarkeit der neuen Informationstechnologien sichergestellt werden? Es ist zu befürchten, daß aufgrund des Wettbewerbsdruckes Techniken eingeführt werden, deren Gebrauch, aber auch Mißbrauch, noch nicht in allen Konsequenzen vorherzusehen bzw. auszuschließen ist. Wer schützt den Nutzer, wie kann der Verursacher bestimmt und ggfs. haftbar gemacht werden?
- Wie wird der Datenschutz sichergestellt? Während Verfahren des technischen Datenschutzes, wie Verschlüsselungstechniken, Authentifikation, Zugriffsberechtigung oder elektronische Unterschriften, beherrschbar sind, ist deren Anwendung mit technischem Aufwand verbunden und, wie eine Reihe von Vorfällen gezeigt hat, nicht ohne weiteres sichergestellt. Welche elektronischen Vorgänge unterliegen der Nachweispflicht, die im juristischen Sinne als Vorgang dokumentiert wird (Notariatsfunktion)? Wie kann darüber hinaus sichergestellt werden, wer welche persönlichen Daten speichert und weiter verwendet? Wie kann die informationelle Selbstbestimmung garantiert werden?
- Welche Mechanismen sind zur Qualitätssicherung der angebotenen Informationen erforderlich? Mit der massiven Zunahme von Angeboten ungefilterter Informationen fällt mehr und mehr allein dem Benutzer die Qualitätskontrolle bei der Auswahl zu. Aber nicht jeder Benutzer hat die Zeit und die Möglichkeiten, das Angebot zu prüfen. Es müssen also in gleicher Weise Qualitäts- und Kontroll-Mechanismen eingeführt werden, auf die sich der Nutzer verlassen kann, für die er aber auch Gebühren entrichten muß.

Auch diese Aufzählung ist nicht vollständig und soll verdeutlichen, daß es nicht gleichgültig sein kann, „wer auf den zukünftigen Datenautobahnen verkehrt". Da hinter der Anwendung neuer Medien große Rationalisierungspotentiale und in Teilbereichen gewaltige wirtschaftliche Interessen erwartet werden können, wird die Entwicklung und Anwendung durch Wettbewerbs- und Marktmechanismen bestimmt werden, wobei die Akzeptanz keinesfalls von vornherein sichergestellt und als Regulativ wenig tauglich ist. Auch eine abwartende Haltung infolge einer Unübersehbarkeit der Technikfolgen ist keine Lösung, da damit in der Zwischenzeit wertvolle Wettbewerbsvorteile sowohl der Nutzer, als auch der Netz- und Systemanbieter verlorengehen könnten. Als einzig akzeptable Lösung kann deshalb nur die frühe experimentelle Nutzung unter realistischen Randbedingungen, das Sammeln von Erfahrungen im technischen, betrieblichen und gesellschaftlichen Bereich sowie die gleichzeitige und versuchsbegleitende Erforschung der ergonomischen, betriebs-organisatorischen, rechtlichen und gesellschaftlichen Aspekte angesehen werden. Diese Funktionen können aber keinesfalls allein den Systemherstellern, den Netzbetreibern oder den Dienstanbietern überlassen werden, da jede Partei sich allein nach den Gesetzen des Wettbewerbs verhalten muß. Das entstandene Vakuum muß letztlich durch gesetzliche Vorgaben gefüllt werden, deren Problematik oder gar Lösung noch vielfach unbekannt ist. Ein Feld der interdisziplinären Forschung tut sich hier auf, das viel zu wichtig ist, um es der Spekulation oder Agitation auszusetzen. Es sind insbesondere die angesprochenen nichttechnischen Fachdiziplinen aufgefordert, in einen konstruktiven Dialog mit der Technik einzutreten.

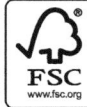

MIX
Papier aus verantwortungsvollen Quellen
Paper from responsible sources
FSC® C105338

If you have any concerns about our products,
you can contact us on
ProductSafety@springernature.com

In case Publisher is established outside the EU,
the EU authorized representative is:
**Springer Nature Customer Service Center GmbH
Europaplatz 3, 69115 Heidelberg, Germany**

Printed by Libri Plureos GmbH
in Hamburg, Germany